CONTRIBUTION A L'ÉTUDE

DE LA

PARALYSIE BILATÉRALE

DES

DILATATEURS DE LA GLOTTE

PAR

LÉON TOUBIN

Docteur en médecine de la Faculté de Paris.

PARIS

A. PARENT, IMPRIMEUR DE LA FACULTÉ DE MÉDECINE

A. DAVY, successeur

31, RUE MONSIEUR-LE-PRINCE, 31

1882

CONTRIBUTION A L'ÉTUDE

DE LA

PARALYSIE BILATÉRALE

DES

DILATATEURS DE LA GLOTTE

PAR

LÉON TOUBIN

Docteur en médecine de la Faculté de Paris.

PARIS

A. PARENT, IMPRIMEUR DE LA FACULTÉ DE MÉDECINE

A. DAVY, successeur

31, RUE MONSIEUR-LE-PRINCE, 31

1882

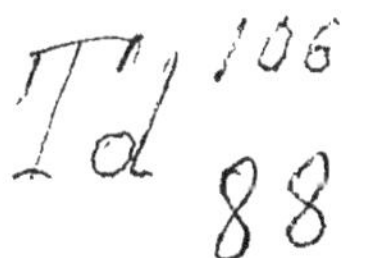

A LA MÉMOIRE DE MON PÈRE

A MA MERE

A TOUS MES PARENTS ET AMIS

A MON PRÉSIDENT DE THÈSE

M. LE PROFESSEUR LASÊGUE

A M. GOUGUENHEIM

Médecin des Hôpitaux

CONTRIBUTION A L'ETUDE

DE LA

PARALYSIE BILATÉRALE

DES DILATATEURS DE LA GLOTTE

INTRODUCTION

Il est difficile d'écrire quelque chose d'original sur les paralysies laryngées après le chapitre que leur a consacré Morell Mackenzie dans son savant traité des maladies du larynx ; et sur la paralysie bilatérale des dilatateurs de la glotte en particulier, il est non moins difficile d'exposer des idées nouvelles après les considérations cliniques dont M. Paul Kock de Luxembourg a fait suivre les observations qu'il a publiées dans les Annales des maladies de l'oreille et du larynx.

Nous voulons toutefois attirer l'attention sur ce sujet qui n'a pas encore été traité en France, du moins sous forme de thèse inaugurale, et nous espérons établir nettement dans ce travail les caractères qui différencient au point de vue symptomatique, la paralysie des crico-aryténoïdiens postérieurs de l'œdème laryngé et du spasme glottique. Nous avons parcouru la plupart des publications périodiques et ce sont les opinions et les faits puisés dans ces ouvrages que nous avons voulu grouper et résumer dans un essai clinique.

Qu'il nous soit permis avant d'entrer en matière de présenter à M. le docteur Gouguenheim tous nos remerciements pour les conseils que nous avons reçus de lui ; grâce à ses excellentes leçons nous avons pu compléter les études spéciales que nous avions entreprises dans les services de nos regrettés maîtres Isambert et Maurice Raynaud, alors que nous étions attaché à la clinique laryngoscopique des hôpitaux.

DÉFINITION. — DIVISION

Nous désignons sous ce nom de paralysie bilatérale des dilateurs de la gloite l'inaction des deux crico-aryténoïdiens postérieurs, seuls muscles abducteurs, inaction qui a pour conséquence la position anormale des cordes vocales près de la ligne médiane pendant les efforts d'inspiration, occasionnant ainsi une dyspnée purement inspiratoire, mais généralement aucun trouble de la voix.

Cette affection est due: 1° à une maladie ou une lésion de la moelle allongée ; 2° à une lésion des nerfs laryngés inférieurs ; 3° à une altération musculaire idiopathique des crico-aryténoïdiens postérieurs ; 4° à une modification purement fonctionnelle difficile à localiser. C'est la division que nous adopterons dans tous les chapitres, sans nous astreindre néanmoins à suivre rigoureusement cet ordre. Nous omettons à dessein de signaler la lésion du nerf pneumogastrique qui ne peut guère être qu'unilatérale, bien que les Drs Johnson et Baumler aient chacun rapporté un fait où dans les deux cas il existait une compression unilatérale avec paralysie double des dilatateurs ; nous en reparlerons plus loin. Nous excluons également les causes mécaniques qui s'opposent à l'écartement des cordes vocales ; nous aurons à les énumérer du reste au chapitre du diagnostic et dans ce cas l'affection musculaire est accidentelle.

La paralysie bilatérale des abducteurs des cordes vocales ne s'observe pas très souvent ; M. Paul Kock nous en donne la raison (1) : « La paralysie isolée et symétrique d'un seul ou de plusieurs muscles appartenant à un groupe nombreux doit être peu fréquente si ce groupe musculaire est innervé par un seul et même par deux nerfs provenant d'une source commune ; car il faut ou bien que la cause de la paralysie soit centrale et qu'en outre elle n'intéresse que les fibres nerveuses destinées à innerver ces muscles isolés, ou bien qu'un rare hasard veuille que deux causes périphériques (qui ne sont pas nécessairement les mêmes et n'occupent pas toujours des endroits symétriques) agissent sur ces nerfs et n'altèrent encore une fois que les filets nerveux

(1) Considérations cliniques sur la paralysie des muscles crico-aritéτoïdiens postérieurs, P. Koch (Annales des maladies de l'oreille et du larynx, 1879, p. 316).

destinés à innerver ces muscles ; ou, troisièmement, que les fibrilles musculaires symétriques soient modifiées à un tel point que leur contraction soit devenue impossible. »

Nous nous rangeons à sa manière de voir ; dans les cas nombreux qui ont été publiés, bien des fois en effet les spécialistes ont dû forcer leur diagnostic ; un triage serait à faire ; aussi n'estimons-nous pas, comme le Dr Schiffers, que si ces paralysies sont rares, c'est peut être par suite du manque d'observation suffisante ou parce qu'on n'a pas relaté tous les faits constatés.

HISTORIQUE.

L'historique de la paralysie crico-aryténoidienne postérieure n'existe réellement que depuis vingt ans, c'est-à-dire depuis l'emploi du laryngoscope. En 1863, Gerhardt publiait le premier exemple de cette affection observée au miroir laryngien, et c'est à Riégel que nous devons le premier tableau clinique complet.

Pour la bibliographie des cas publiés nous renvoyons à la liste qu'en a dressée Morell Mackensie ; nous reproduisons toutefois certaines observations qu'il a retranchées et qui rentrent dans notre cadre plus général. Nous y ajoutons enfin quelques faits nouveaux que nous avons pu recueillir dans la littérature médicale.

Gerhardt : Virchow's : Archiv., vol. XXIII, p. 68 et 269, 1863.
Riegel : Berlin. Klin-Wochenschrift, n° 7, 1873.
Pentzoldt : D. Archiv. f. Klin. Med., Bd XIII, 1874.
Warren : Boston. med. and surg. Journ., vol. XCV, 31 août 1875.
Beverley Robinson : Amer., Jour. of. med. sci., avril 1878.
Koch : Annales des maladies de l'oreille et du larynx, p. 327, 1878.
Martel : Ann. mal. oreille et larynx, p. 191, 1879.
Naunynn : Publié par P. Koch. Ann. mal. oreille, etc., loc. cit., 1878.
Krishaber : Gaz. hebdomadaire, p. 729, 15 novembre 1878.
Urbino : Sperimentale, p. 571, décembre 1879.
Reinhard Weber : Philad. med. Times, 19 juin 1880.
Weber : Berlin. Klin. Wochens., 19 juillet 1880.
Hering : Compte rendu du Congrès de laryngologie de Milan, sept. 1880.
Krishaber : Gazette hebdomadaire, p. 662, 8 octobre 1880.
Schiffers : De la paralysie des dilatateurs de la glotte. Bruxelles, p. 10, 1880.
Schiffers : Jour. méd. Bruxelles, janvier et février 1881.
Lefferts : Amer. Journ. of. med. sci., p. 446, avril 1881.
Bonnemaison : Revue méd. de Toulouse, avril et mai 1881.
William Glascow : Archiv. of. laryng. New-York, p. 253, juillet 1881.
Ducau : Revue de laryngologie du Dr Moure, p. 334, 1er août 1881.
Gouguenheim : Gaz. hebdomadaire, p. 578, 9 septembre 1881.
Morgan : Med. Times, 17 septembre 1881.
Schnitzler : Wiener med. Presse, nos 15, 18, 20, 1881.
Chas Sajous : Archiv. of. laryng. New-York, n° 1, janvier 1882.
Semon : Méd. Times and Gazette, 22 avril 1882.
Rosenbach : Monatsschrift für ohrenheilkunde, n° 3, 1882.

Nous avons mis principalement à contribution les travaux suivants :

Revue des sciences médicales. Hayem.
Gazette hebdomadaire.
Morell-Mackensie. Traité des maladies du larynx.
Annales des maladies de l'oreille et du larynx.
Revue mensuelle de laryngologie du Dr Moure.
Et les thèses : Hourmann (1852); Jollivet (1868); Barety, Cognes (1874); Tissot (1876); Poyet (1877); Lemarchand (1879); Lavenère-Lahout, Boisson, Mouveroux (1880.)

PHYSIOLOGIE PATHOLOGIE.

La physiologie n'a pas encore de nos jours résolu tous les problèmes des fonctions normales du larynx. Néanmoins bien que Schech (1) ait avancé que la distinction de Claude Bernard en spinal phonateur et pneumogastrique respirateur ne peut être admise, que le spinal fournit seul aux nerfs laryngés leurs fibres motrices, puisque l'arrachement des deux spinaux de même que la section des deux récurrents produit l'aphonie et l'immobilité des cordes vocales dans la position cadavérique, malgré cette opinion, nous persistons à admettre que les laryngés inférieurs ou récurrents conduisent au larynx deux sortes de filets moteurs : les uns provenant du pneumogastrique président aux mouvements respiratoires du larynx ; les autres provenant du spinal sont destinés à la phonation. Le pneumogastrique a d'ailleurs une puissance motrice indépendante du spinal ; c'est ce qui lui permet de faire fonctionner le larynx comme organe respiratoire involontaire. Mais si physiologiquement on prouve cette distinction, anatomiquement on ne peut isoler ces deux ordres de filets nerveux. Ceci posé, lorsqu'une compression s'exerce sur les récurrents, elle doit agir aussi bien sur les filets du spinal que sur les filets du pneu-

(1) Recherches expérimentales sur les fonctions des nerfs et des muscles du larynx, par Schech (Zeitschrift f. Biolog. Munich, 1873, t. IX, p. 253).

mogastrique et intéresser également les muscles antagonistes, abducteurs et adducteurs des cordes vocales animés par ces faisceaux d'origine différente.

Dans son examen critique de l'article larynx du dictionnaire de médecine et de chirurgie, (2) Isambert s'exprime ainsi : « En réalité toute compression ou lésion du récurrent produit à la fois la paralysie des dilatateurs et des constricteurs animés par ce nerf; mais la paralysie du dilatateur est la seule apparente au laryngoscope. En effet, dès que l'action du crico-aryténoïdien postérieur ne se fait plus sentir la corde retombe inerte sur la ligne médiane par suite de la rentrée de l'air dans l'inspiration et par la disposition des articulations du larynx. C'est un effet de valvule qui a été très bien indiqué depuis longtemps, dès les premiers travaux de Longet et auquel les constricteurs ne prennent aucune part, qu'ils soient paralysés ou non. »

Nous ne sommes pas de cet avis ; l'image laryngoscopique est tout autre quand constricteurs et dilatateurs sont paralysés à la fois ; les cordes vocales occupent alors la position intermédiaire à la phonation et à une inspiration profonde ; elles sont dans la position cadavérique, ainsi que Ziemssen l'a dénommée.

P. Bérard avait déjà dit (Physiologie, t. 3, pl. 457 et suiv.) : Après la section des laryngés inférieurs ou des pneumogastriques tout est paralysé, eu égard au mouvement dans le larynx, mais tout reste mobile, c'est-à-dire susceptible de céder à une impulsion quelconque.

(2) Annales des maladies de l'oreille et du larynx, 1875, p. 289.

Le courant d'air que la poitrine attire au moment de l'inspiration pousse l'une vers l'autre les lèvres de la glotte, effet de valvule qu'on vérifie sur le cadavre ; l'expiration repousse les lèvres glottiques vers les ventricules et est très facile. » Mais Bérard citait des expériences que Legallois avait faites sur de jeunes animaux, et l'on sait que chez l'adulte les conditions ne sont plus les mêmes que chez l'enfant. Longet a démontré que la section des deux récurrents entrave très peu la respiration chez les animaux adultes, tandis qu'elle détermine l'asphyxie chez les jeunes ; c'est que les aryténoïdes paralysées se trouvent chez les animaux adultes immobilisées dans une demi-abduction qui permet encore le passage de l'air, tandis que chez les animaux jeunes les aryténoïdes paralysées et dont la charpente osseuse est insuffisamment développée ne présentent aucune résistance et s'affaissent sous la pression de l'air inspiré.

Si donc chez l'adulte la section ou la destruction des récurrents ne produit pas le resserrement de la glotte, de quelle façon ce résultat sera-t-il produit ?

Ce qu'il faut bien avoir présent à l'esprit, c'est que les effets d'une compression simple ne sont pas les mêmes que les effets d'une section expérimentale ou d'une destruction totale par compression violente et prolongée.

L'entente est possible si on admet une compression partielle n'atteignant que les filets des abducteurs ; des faits probants ne permettent pas de nier cette éventualité ; mais on se demande pourquoi d'après les statistiques les filets abducteurs sont attaqués de préférence, au moins en partie prépondérante.

Semon (*Arch. of laryng.* vol. II, n° 3, juillet 1881) cherche ainsi a expliquer le fait : « 1° admettre que les fibres nerveuses du récurrent sont disposées concentriquement et que les fibres abductrices se trouvant situées à la périphérie sont plus exposées aux lésions venant de l'extérieur.

« 2° Supposer que les filaments abducteurs sont plus susceptibles d'être lésés ou, ce qui revient a peu près au même, que dans les cas de lésions des fibres adductrices, les quelques fibres qui ne sont pas atteintes suffisent encore pour transmettre l'influx nerveux central aux muscles adducteurs.

« 3° Ou enfin que les muscles adducteurs reçoivent un supplément de force nerveuse par l'intermédiaire du nerf laryngé supérieur. »

Rosenbach (contribution à l'étude des paralysies des cordes vocales *Monatsschrift für Ohrenheilkunde*, *etc.*, n° 3, 1882) commente un peu différemment cette particularité :

1° La paralysie périphérique ou centrale des nerfs récurrents atteint d'abord les muscles dilatateurs, plus tard les constricteurs de la glotte, d'après la règle générale que toute paralysie de troncs nerveux ou d'organes centraux frappe plus fortement les muscles extenseurs ou abducteurs, que les fléchisseurs ou adducteurs et les sphincters.

2° Le rapprochement inspiratoire des ligaments vocaux ne résulte pas de la pression de l'air, mais est bien dû à l'action des constricteurs, qui sont simplement parésiés et nullement en état de spasme.

Schnitzler (Paralysie bilatérale du récurrent, Wiener, medic., Presse, nos 15, 18, 20) rejetant cette prédisposition relativement plus grande des filets abducteurs à être atteints, cite un fait contradictoire en apparence où la compression des récurrents par un anévrysme de la crosse de l'aorte, était suivie de paralysie des adducteurs seuls, tandis que les abducteurs restaient parfaitement intacts. Mais n'était-ce point une paralysie totale? De ce que les cordes vocales sont et restent écartées de la ligne médiane, on ne peut conclure à la persistance d'action des dilatateurs.

Le Dr Hourmann dans sa thèse inaugurale, en 1852 (Sur quelques effets peu connus de l'engorgement des ganglions bronchiques, Paris), prétendait déjà que si la paralysie des récurrents n'était pas complète, la compression était plus préjudiciable à la respiration et il se demandait pourquoi, en cas d'irritation au début, le spasme ferme la glotte; le crico-aryténoïdien postérieur étant un muscle très énergique et capable de lutter seul contre les constricteurs.

Car cette occlusion de la glotte, dont nous avons parlé jusqu'ici, pourrait être imputée à un spasme des constricteurs. Dans la thèse du Dr Jollivet (Accidents par altération des récurrents, Paris, 1868), nous voyons le problème posé; et nous le trouvons résolu par l'affirmative dans une autre thèse, celle du Dr Mouveroux (Compression des récurrents, Trachéotomie, Paris, 1880). Dans ce dernier travail nous cueillons une phrase d'un rapport de M. Gosselin sur une observation d'asphyxie produite par le passage des deux récurrents à travers une dégénérescence amyloïde du corps thyroïde : « De la compression des récurrents il pourrait résulter deux choses, ou bien la paralysie des muscles du larynx auxquels ils se distribuent, ou bien leur excitation qui aurait déterminé leur contraction spasmodique. » Avec Bichat et Müller, M. Gosselin admet que, comme il n'y a que deux dilatateurs et que les cinq autres muscles sont constricteurs, le résultat d'une contraction spasmodique devra être l'occlusion de la glotte.

M. Krishaber plaide en faveur du spasme et nous extrayons d'un article qu'il a publié dans les « Annales des maladies de l'oreille et du larynx, » en 1882, p. 182 (La glotte au point de vue des troubles respiratoires nerveux chez l'adulte), les lignes suivantes : « Tous les auteurs attribuent la gêne de la respiration à la paralysie du récurrent dans les cas de compression de ce nerf par des tumeurs (anévrysmes de l'aorte, ganglions bronchiques, tumeurs malignes, hypertrophie de la glande thyroïde, abcès du cou, etc.) ; il en est certainement ainsi dans quelques cas ; dans d'autres, au contraire, la compression du récurrent, tant que le nerf n'est pas détruit et alors surtout qu'il est enflammé dans sa structure, donne lieu à de l'excitation, cause directe du spasme avec occlusion de la glotte. » Et nous devons citer les conclusions formulées dans un autre article : « De l'état de la glotte après la résection des récurrents » (Krishaber, Société de biologie, 6 nov. et Gaz. méd., nº 46, 1880) : « 1° La division des laryngés inférieurs produit sur l'homme adulte les mêmes phénomènes que sur les animaux adultes, c'est-à-dire l'aphonie sans troubles respiratoires. Il s'ensuit que les troubles respiratoires provoqués par l'hypertrophie ganglionnaire cervicale, par l'adénopathie bronchique, par les anévrysmes de la crosse de l'aorte, sont dus à l'excitation du nerf comprimé et à la contraction spasmodique secondaire des muscles de la glotte, mais nullement à la paralysie de ces muscles. 2° Si la compression finit par produire une solution de continuité, les accès d'asphyxie sont dus à l'irritation du bout supérieur du nerf interrompu, par suite à l'action spasmodique des muscles de la glotte dont l'un est impair (l'ary-aryténoïdien) et étend son action simultanément sur les deux lèvres de la glotte, de telle sorte qu'une excitation unilatérale qui alors vient du côté sain suffit pour produire le rapprochement des aryténoïdes. »

Nous ferons remarquer que dans la première partie du travail, cité plus haut, M. Krishaber a avancé que « la paralysie d'un seul récurrent, pourvu qu'elle soit complète et ne porte pas que sur les fibres motrices des crico-aryténoïdiens postérieurs, ne trouble pas la respiration. » Par le fait, la possibilité de la compression partielle est reconnue et devra être mise en ligne de compte à côté du spasme dans le cas d'occlusion de la glotte; s'il a cru donc devoir supposer une irritation du récurrent et par suite une crampe laryngienne, c'est qu'il a méconnu l'effet de cette compression partielle.

Au fur et à mesure que la compression s'accentuera, la paralysie deviendra plus complète et il arrivera un moment où constricteurs et dilatateurs seront réduits à l'impuissance; nous connaissons l'état de la glotte en cette occurence. Aussi le principe erroné d'autrefois qui disait que la paralysie des deux récurrents produisait de la dyspnée chez les adultes, provient-il encore de ce que l'on ignorait cette dissociation pathologique des fibres abductrices et des fibres adductrices.

M. Krishaber avait montré que l'ary-aryténoïdien donne lieu à une action bilatérale lorsqu'un seul récurrent est excité par un travail irritatif; le Dr Johnson (1) après un fait observé par Baumler (Pathological Transact. XXIII, p. 66) et un autre fait observé par lui-même (Path. Trans., XXIV, p. 42), entre autres déductions tire celles-ci : « 1° la compression du tronc du nerf vague peut, grâce à une influence exercée sur les centres nerveux, causer, soit du spasme bilatéral, soit de la paralysie bilatérale, et ceci est la vraie interprétation physiologique des symptômes laryngés graves qui sont souvent déterminés par la compression sur le nerf vague de tumeurs anévrysmales ou autres; 2° il est probable que l'irritation prolongée du tronc du nerf vague peut graduellement, comme dans le cas de tétanos traumatique, déterminer dans le centre nerveux des changements de structure tels qu'ils expliqueraient la paralysie bilatérale qui paraît être un des résultats de cette irritation nerveuse chronique. » Comme dans l'état sain, le laryngoscope nous montre les cordes vocales toujours symétri-

(1) Compression des nerfs vagues et récurrents (Medic. chirurg. transactions, vol. LVIII, 1875, p. 29.

ques et les muscles laryngés toujours associés dans leur contraction, ils doivent recevoir leur innervation de parties nerveuses unies intimement sur la ligne médiane par des commissures. Le Dr Lockhart Clark a démontré et dessiné une commissure sur la moelle allongée entre l'origine du spinal droit et gauche, et Johnson pense que cette disposition explique comment la compression de l'un des nerfs pneumogastriques entraîne la paralysie des muscles du côté opposé ; mais ce changement de structure dans le centre nerveux dont il fait l'hypothèse est plus plausible et encore faut-il que les noyaux des récurrents ne soient pas totalement détruits, puisqu'on aurait alors la paralysie de tous les muscles qui agissent sur les cordes vocales.

Nous n'insisterons pas davantage parce que ces paralysies crico-aryténoïdiennes postérieures de cause centrale sont malheureusement les plus obscures.

Nous ne chercherons pas non plus à expliquer les paralysies de nature essentielle, réflexe, qui se rapprochent du reste des paralysies centrales. Tout n'est qu'hypothèse à cet égard : altération des molécules de la substance nerveuse, déchéance de l'innervation cérébrale, une volition complètement annihilée, défaut d'action des muscles dont la polarité électrique serait affaiblie. Cette névrose, de plus, atteint de préférence les muscles adducteurs.

Le troisième groupe, que nous avons établi, de paralysies par altérations musculaires idiopathiques, ne peut-il pas donner prise à la critique ; ici encore le système nerveux n'est-il pas en jeu ? « Il est très possible, dit Morell-Makensie, p. 612, que les recherches microscopiques fassent découvrir plus tard dans les nerfs des modifications histologiques que nous ne pouvons reconnaître avec les moyens d'investigations actuels. D'un autre côté, il est hors de doute que les muscles subissent des modifications idiopathiques de dégénérescence en dehors de toute lésion nerveuse. » Le fait est observé dans le cas de fièvre typhoïde, de variole, dans la dégénérescence graisseuse aiguë due à l'empoisonnement par le phosphore, l'arsenic et l'antimoine. Et jugeant par analogie, le même auteur nous montre les muscles abducteurs des cordes vocales, dont l'action s'exerce constamment, exposés pour cette raison même comme le cœur à la dégénérescence. Ne voyons-nous pas aussi en cas de dyspnée l'action musculaire exagérée des muscles respiratoires propres et des muscles respiratoires accessoires suivie de dépression, et considérerons-nous comme une névrose cette fatigue musculaire qui frappe à plus forte raison les crico-aryténoïdiens postérieurs, les muscles respiratoires par excellence. Le désaccord des névrologistes au sujet de la lésion primitive dans l'atrophie musculaire progressive, dans la paralysie musculaire pseudo-hypertrophique, implique la nécessité de nouvelles études. Quoi qu'il en soit, acceptons pour le moment ces lésions musculaires intrinsèques sans lésion nerveuse ; vu la position et le rapprochement des deux muscles, une lésion symétrique se comprendra aisément. La division expérimentale des deux crico-aryténoïdiens postérieurs a été faite; que l'on opère sur de jeunes animaux ou sur des sujets adultes, le résultat est identique, le type respiratoire est le même.

ANATOMIE PATHOLOGIQUE.

Eu égard à la rareté des autopsies, les lésions centrales dans la paralysie bilatérale des dilatateurs de la glotte sont peu connues ; nous résumons la seule observation que nous ayons pu trouver :

Obs. I. — Elle est de Penzoldt (Deutsches Archiv für Klinische Medicin, XIII, 1874). — Femme de 61 ans qui entra à l'hôpital d'Erlangen le 22 mai 1867 ; elle avait souffert d'ulcérations syphilitiques du pharynx et on l'avait déjà soignée pour une sténose du larynx. Plus tard, quand après une seconde attaque d'apoplexie la malade rentra en 1873 à l'hôpital avec une grave dyspnée et avec la diagnose de paralysie des muscles crico-aryténoïdiens postérieurs, une pneumonie lobulaire étant survenue, elle mourut peu après ; on constata à la nécropsie la dégénérescence des racines du pneumogastrique et du nerf spinal ainsi que l'atrophie des muscles crico-aryténoïdiens postérieurs. Les corps olivaires étaient mal délimités et les pyramides antérieures grises et « d'apparence gélatineuse ».

Vitman a signalé la compression des racines du pneumogastrique dans la congestion cérébrale comme cause de cornage chez les chevaux. (*Dict. de médecine vétérinaire*, article Cornage.)

Les désordres produits par la compression des récurrents ont été mieux étudiés.

Cette compression peut être exercée par un anévrysme double ainsi que le démontre le fait suivant :

Obs. II. — Paralysie bilatérale du récurrent. Schnitzler (Wiener medic. Presse, nos 15, 18, 20, 1881). — Un individu âgé de 52 ans présente les symptômes suivants : l'inspiration bruyante de la sténose, la voix éteinte, des palpitations de cœur ; l'examen laryngoscopique révèle le resserrement de la glotte, l'immobilité des cartilages aryténoïdes qui ne s'écartent pas à l'inspiration profonde mais ne se resserrent pas assez pour fermer la glotte entièrement ; les cordes vocales se rapprochent un peu pendant la phonation, cependant sans arriver au contact. L'auscultation permit de diagnostiquer un anévrysme de l'aorte. Après avoir subi la trachéotomie, le malade se trouve soulagé ; mais vingt-cinq jours après l'opération, la fièvre se déclare tout à coup et en même temps apparaît un gonflement diffus avec une rougeur intense de l'avant-bras ; l'incision fait écouler une grande quantité de pus. Surviennent alors le dépérissement du malade, des douleurs dans l'articulation de l'épaule droite, la perte de la vue du même côté et la mort quarante-six jours après l'opération.

Voici les lésions constatées à l'autopsie : abcès du larynx communiquant avec la trachée et contenant les parties supérieures de cartilages thyroïdes dénudées ; gonflement du ligament ary-épiglotique gauche provenant d'un abcès qui s'y trouve et qui contient au fond de l'apophyse musculaire dénudée du périoste ; le récurrent gauche avait été entrainé en bas par un anévrysme de l'aorte et un second sac anévrysmal existait du côté de l'artère sous-clavière.

Mackenzie publie deux autres cas dans son Traité des maladies du larynx, pages 605 et 606, obs. II et V.

Rosenbach (Contribution à l'étude des paralysies des cordes vocales, *Monatsschrift fur Ohrenheikunde*, n° 3, 1882) a rencontré à l'autopsie un carcinome de l'œsophage comprimant les deux récurrents.

Mackenzie fournit une observation de ce genre page 606, obs. III.

L'hypertrophie des ganglions bronchiques est souvent en cause.

Obs. III. — Biegel (Berliner Klinische Wochenschrift, n°s 20, 21, 1872). Enfant scrofuleux âgé de 6 ans, anémique, peu développé; d'après les renseignements pris chez les parents il avait eu dans le temps le croup et une affection de poitrine mal définie. On l'avait transporté à l'hôpital de Wurzbourg à cause d'une dyspnée continuelle; comme la voix était intacte on ne l'avait pas examiné au laryngoscope, pensant que le siège du mal était plus bas que dans le larynx. Une laryngite accompagnée d'une bronchite vinrent augmenter la dyspnée d'une façon telle que la trachéotomie dut être pratiquée; le petit malade se sentait beaucoup soulagé, la respiration était devenue libre, mais la bronchite devint chronique. Peu à peu on pouvait constater l'infiltration pulmonaire et le malade succomba à la phthisie dont la fin funeste fut hâtée par une rougeole. A l'autopsie, on constata que le récurrent gauche était situé à sa place normale derrière le lobe gauche du corps thyroïde; il passait à travers un gros paquet de glandes lymphatiques tuméfiées; derrière la crosse aortique, entre l'œsophage et la trachée, le nerf était fixé d'une façon immobile à la trachée par du tissu dur qui le comprimait. Le récurrent droit passait également derrière un paquet de glandes engorgées, il était fixé lui aussi par du tissu fibreux à la courbure de l'artère sous-clavière droite; les ganglions bronchiques présentaient une masse caséeuse friable, les deux muscles crico-aryténoïdiens postérieurs étaient atrophiés. L'examen microscopique montra également l'atrophie des fibrilles musculaires avec perte des stries horizontales; tous les autres muscles du larynx étaient normaux. Dans les deux nerfs, à partir des points de compression, on pouvait constater par le microscope l'atrophie des filets nerveux avec dégénérescence graisseuse; cependant on découvrait en même temps des filets nerveux intacts et sains.

Le Dr Barėty (Adénopathie trachéo-bronchique. Thèse Paris, 1874); le Dr Martel (De la paralysie des cordes vocales chez les tuberculeux. *Annales des maladies de l'oreille et du larynx*, 1879, p. 19); le Dr Boisson (Contribution à l'étude des complications laryngées de la phthisie pulmonaire. Thèse, Paris, 1880), ont parfaitement décrit la disposition de ces ganglions et les rapports qu'ils affectent avec les nerfs laryngés inférieurs.

M. le Dr Gouguenheim signale dans l'espace qui sépare la partie inférieure du larynx et la partie supérieure de la trachée de l'œsophage des ganglions lymphatiques très petits, que les anatomistes ont à peine décrits et dont l'hypertrophie sous une influence pathologique telle que la syphilis secondaire, la tuberculose et le cancer est susceptible de produire des symptômes de compression sur les nerfs récurrents voisins, symptômes qu'on rapporte à une adénopathie de siège bien différent.

Obs. IV. — De l'adénopathie trachéo-laryngienne, Gouguenheim (*Gazette hebdom.* 1881, n° 36, p. 578). — Une femme entre à l'hôpital de Lourcine pour se faire soigner d'une laryngite datant de quelques mois et qu'elle croyait syphilitique, ayant contracté un chancre un an ou deux ans avant. Cette femme était aphone; de plus elle présentait tous les signes attribués à l'œdème glottique : sifflement inspiratoire, cornage, bruit intense, dyspnée avec accès paroxystiques, cyanose et suffocation imminente. L'examen laryngoscopique fit constater un état de rapprochement excessif des cordes vocales, surtout aux trois quarts postérieurs, le quart antérieur légèrement béant permettait seul l'accomplissement de la respiration. Le reste du larynx était rouge, la tuméfaction était assez peu prononcée pour permettre aisément l'examen de la région susglottique; à la commissure postérieure on constatait l'existence d'une ulcération grisâtre assez superficielle.

L'examen de la poitrine était difficile, car le bruit intense causé par le rétrécissement laryngien masquait les bruits pulmonaires. Je pensai donc, dit M. Gouguenheim, à une laryngite syphilitique tertiaire, localisée aux cordes vocales inférieures et ayant provoqué une adhérence des cordes. Je repoussai le diagnostic de tuberculose en raison justement de cet accolement que la tuberculisation ne produit pas. En raison de menaces incessantes d'asphyxie et de suffocation, je me décidai après deux semaines d'observation à faire pratiquer la trachéotomie par mon collègue le Dr Terrillon. La dyspnée calmée pendant quelques jours ne tarda pas à réapparaître, l'appétit se perdit, l'amaigrissement devint extrême, la fièvre s'alluma, l'auscultation de la poitrine révéla des signes de ramollissement pulmonaire, la malade succomba enfin dans le marasme le plus complet. Depuis quelques semaines l'examen du larynx n'était plus possible ; aussi attendais-je avec une certaine curiosité l'autopsie pour constater cette rareté, l'adhérence des cordes vocales dans le cours d'une tuberculose du larynx, et grande fut alors ma surprise de trouver des cordes peu malades et parfaitement séparées l'une de l'autre. Les articulations crico-aryténoïdiennes étaient intactes. Alors, examinant la pièce avec attention, je trouvai entre l'œsophage le larynx et la trachée, un chapelet de petits ganglions de la grosseur d'un pois à une aveline, ganglions ayant déjà subi pour la plupart la dégénérescence caséeuse.

Une note de MM. Gouguenheim et Balzer insérée dans les *Archives de physiologie* (1) contient des détails curieux; nous lisons page 271 :

« Il nous paraît important de mettre en relief dans cet examen les altérations des nerfs du larynx. Les filets nerveux si nombreux dans le tissu sous-muqueux de l'épiglotte et des replis aryténo-épiglottiques sont presque toujours le siège de lésions d'ordres divers; ils sont engainés par des granulations plus ou moins volumineuses qui les compriment et qui altèrent nécessairement leur nutrition. Nous avons vu aussi le névrilème

(1). Contribution à l'anatomie pathologique de la tuberculose laryngienne et en particulier de la lésion désignée sous le nom d'œdème de la glotte chez les tuberculeux. Archives de physiologie de Brown-Séquard, Charcot, Vulpian 1882, 2e série, tome X.

de nerfs plus importants tantôt épaissi et sclérosé, tantôt envahi dans toute son épaisseur par des cellules embryonnaires qui prolifèrent jusqu'à l'intérieur de la gaine. Ces périnévrites tuberculeuses qui, dans certains cas, doivent sans nul doute acquérir une importance encore plus grande, nous expliquent les spasmes et les douleurs si vives spontanées ou provoquées qu'éprouvent parfois les malades. Bien plus elles peuvent encore nous donner la raison de ces paralysies des muscles du larynx sur lesquelles l'attention a été vivement appelée dans ces derniers temps et qui ne peuvent pas toujours être expliquées par des compressions nerveuses exercées à distance par des ganglions tuberculeux ou par les cartilages nécrosés ».

Les agents de la compression étant connus, quel est le processus pathologique qu'ils déterminent dans les nerfs ? « D'abord refoulées, puis comprimées, aplaties, amincies comme un ruban, distendues, allongées, tiraillées les fibres nerveuses se séparent les unes des autres, s'atrophient et le nerf se trouve réduit à son névrilème ; quelquefois le nerf est détruit dans une étendue de plusieurs centimètres ; dans d'autres cas la compression détermine une inflammation des nerfs avec sclérose consécutive du névrilème (Jollivet, *loc. cit.*).

« Si l'inflammation est ancienne elle peut atteindre non seulement le névrilème, mais le tube nerveux lui-même. Il en résulte d'abord un épaississement du tronc nerveux avec vascularisation puis transformation en tissu fibreux qui va jusqu'à étrangler presque la totalité des tubes ; ceci explique comment les nerfs récurrents suffisent encore quelquefois d'une manière imparfaite, il est vrai, au fonctionnement de certains muscles du larynx, soit dilatateurs, soit constricteurs (Boisson, *loc. cit.*). D'autres fois les nerfs ont subi dans une certaine mesure la dégénérescence graisseuse.

D'après Ziemssen il est quelquefois possible de trouver dans le cas de paralysie phériphérique partielle, une dégénérescence limitée à une seule fibre nerveuse; l'observation de Riegel, citée plus haut en fait foi. L'atrophie des muscles est invariablement le résultat de ces lésions nerveuses.

Comme exemples d'altérations musculaires idiopathiques deux cas sont à citer :

Obs. V.—Burow. (Berlin. Klin, Wochens., n° 52, p. 770, 1879).— Portefaix rachitique, âgé de 62 ans; début de l'affection actuelle il y a quatre mois, brusquement, par une dyspnée à l'inspiration seulement; tirage diaphragmatique et sus-claviculaire; bruit intense aussi bien pendant le sommeil que pendant la veille et perceptible à très grande distance; voix normale. Au laryngoscope, ni inflammation, ni gonflement de la glotte; mais cartilages aryténoïdes très rapprochés, les cordes vocales venant presque se toucher au moment de l'inspiration où il ne subsiste plus qu'une étroite fissure au niveau de leur partie moyenne. Dans l'expiration, cette fente acquiert les dimensions de 2 millimètres environ, tandis que dans leurs quarts antérieur et postérieur les cordes immobiles restent en contact permanent.

Laryngotomie; le soir même de l'opération, type respiratoire de Cheyne-Stokes qui plus tard est remplacé par une accélération des mouvements de la respiration. En même temps, collapsus intense. Le 3° jour, signes d'une bronchite généralisée, et malgré des inhalations antiseptiques, l'expectoration purulente reste fétide. Emaciation, inappétence, selles involontaires, abolition du sensorium. Mort quinze jours après la laryngotomie. L'autopsie fait découvrir une bronchite putride avec pneumonie lobulaire suppurée et hépatisation diffuse, gangrène de quelques foyers pneumoniques.

A droite, au-dessous de l'artère sous-clavière, au niveau de la naissance du récurrent et à gauche au-dessous de la crosse aortique, se trouvent des ganglions hypertrophiés dont le plus gros a les dimensions d'une noix et qui, sectionnés sont ardoisés et vert bleuâtre. Mais ces ganglions qui entourent les nerfs ne les compriment réellement nulle part et les tubes nerveux examinés au microscope sont tous normaux. Atrophie considérable des deux crico-aryténoïdiens postérieurs également marquée des deux côtés; au microscope, disparition des stries transversales, dépôt de granulations graisseuses et transformation conjonctive. Reste du larynx normal.

Obs. VI. — Riegel (Sammlung Kling. Vortrage vontr Volkmann, nº 95, 1875) : homme de 58 ans, malade de tuberculose pulmonaire ; on voyait à l'inspection laryngoscopique la corde vocale droite normale de coloration et de volume; la gauche légèrement rosée présentait au bord libre en arrière une petite érosion superficielle, de même le bord libre de la fausse corde vocale gauche présente une petite inégalité. La nécropsie donna : muqueuse laryngienne épaissie en plusieurs points spécialement aux cordes vocales; sur la gauche une exulcération un peu irrégulière de la muqueuse et sur la fausse corde vocale gauche un pareil point d'exulcération superficielle. En dehors de cela, aucune altération dans le larynx. Les crico-aryténoidiens postérieurs présentaient un aspect blanchâtre et nerveux très remarquable, offrant simplement des traces de tissu musculaire, tandis que tous les autres muscles laryngés paraissaient normaux. A l'examen microscopique, les premiers étaient formés d'une grande quantité de tissu conjonctif, situé entre les quelques faisceaux musculaires qui avaient été préservés, mais dont les stries transversales étaient peu distinctes, et dont l'aspect était granuleux.

Morell Mackenzie dans ses autopsies a trouvé : obs. I, p. 625, les abducteurs pâles, minces et atrophiés sans lésions des récurrents, des pneumogastriques, du cerveau; obs. III, p. 627, les mêmes muscles en voie de dégénérescence et dans l'un d'eux des cellules adipeuses; obs. VII, p. 629, l'atrophie était déterminée par un abcès qui avait en même temps désagrégé les fibres nerveuses dans la proximité immédiate des muscles; aussi le cas est-il douteux.

ETIOLOGIE.

Quand la paralysie bilatérale des abducteurs des cordes vocales est d'origine centrale, ses causes se confondent avec celles de la sclérose diffuse, de la paralysie bulbaire progressive, de l'ataxie locomotrice, des maladies en un mot dont elle n'est alors qu'un épiphénomène. Nous allons montrer cette paralysie apparaissant dans le cours de l'ataxie locomotrice; dans le cas suivant elle précédera le développement d'une paralysie glosso-labio-laryngée.

Obs. VII. — Hering. (Compte rendu du Congrès de laryngologie de Milan, sept. 1880). Un homme, âgé de 39 ans, anémique, dans un état de misère physiologique, s'est présenté chez moi en avril cette année ; il se plaignait en ce moment d'une dyspnée très prononcée et d'une certaine difficulté à avaler les aliments et les boissons. La dyspnée s'était développée peu à peu depuis neuf mois, tandis que la difficulté de déglutir ne s'etait présentée que depuis deux semaines. Le malade raconte enfin qu'il avait la syphilis et que, cinq ans auparavant, il avait eu deux gommes ou deux périostoses sur l'extrémité supérieure du cubitus et du radius.

Quatre ans après ces symptômes, le malade avait eu des accès d'hémiplégie incomplète qui ne duraient que quelques heures et parfois quelques jours, et qui passaient sans l'intervention d'aucune médication. Ils étaient toujours précédés de vertiges. Le malade a une voix à peu près normale ; elle ne présente qu'un peu de nasonnement et de monotonie ; il peut chanter, il ne lui manque que les sons élevés. Les émotions, les mouvements, la toux, provoquent seuls la dyspnée qui s'accompagne de sifflement à l'inspiration. Il tire la langue avec difficulté ; les mouvements latéraux de cet organe sont difficiles ainsi que le mouvement de bas en haut. La langue tremble un peu, mais elle n'est pas atrophiée. Le malade ne peut pas contracter les lèvres pour siffler ou souffler et pour l'expuition ; dans ce dernier cas il s'aide de son doigt. Quand il boit vite et en trop grande quantité il y a pénétration du liquide dans le larynx, suivie d'une toux convulsive très pénible. La sensibilité de la peau est diminuée partout et l'index de la main gauche présente une anesthésie complète ; il y a incoordination légère dans la marche surtout quand il ferme les yeux. Le réflexe tendineux des genoux n'existe pas. Il est à peu près impuissant. La mémoire est très faible ; la vision et l'ouïe sont normales. Le bruit respiratoire est très faible dans la partie postéro-inférieure de la poitrine. Le cœur est normal, ainsi que les viscères de l'abdomen. La luette est abaissée, immobile pendant l'émission du son, insensible au contact et aux courants induits ; de même les ligaments thyro-aryténoïdiens supérieurs, de même l'orifice des gouttières latérales du larynx. La sensibilité existe seulement dans la région interaryténoïdienne. Les rubans vocaux sont rapprochés sur la ligne médiane en laissant entre eux un espace d'un millimètre et demi ; pendant l'inspiration ils se rapprochent davantage au lieu de s'écarter ; pendant l'émission du son on les voit se rapprocher et vibrer dans l'espace interglottique, enfin vers la partie postérieure on voit l'espace intercartilagineux des rubans s'agrandir et prendre la forme d'un V dont la pointe serait tournée en avant.

Obs. VIII. — Krishaber. Du spasme laryngé dans l'ataxie locomotrice (*Gazette hebdomadaire*, 1880, p. 662). M. J. P.., 51 ans, copiste de manuscrits, a été bien portant jusqu'à 20 ans, malgré quelques palpitations et un état nerveux difficile à définir à cet âge (1847) ; il eut un chancre induré suivi d'accidents secondaires assez légers; sauf deux bronchites intenses qu'il contracta à de longs intervalles, il jouit d'une santé parfaite jusqu'à l'apparition des indices de l'ataxie locomotrice. Il avait alors 37 ans ; le symptôme qui se montra le premier (1863) fût la dilatation de la pupille gauche avec chute de la paupière supérieure correspondante, strabisme divergent et diplopie. Un an plus tard apparurent les douleurs fulgurantes et lancinantes avec engourdissement de la jambe gauche et ataxie manifeste pendant la marche. Les troubles de la locomotion progressèrent lentement et il y a trois ans la marche était encore possible. La sensibilité s'est altérée conjointement avec la motilité. Au moment où je vois le malade je constate une anesthésie complète à la température et au toucher surtout marquée aux membres inférieurs, mais existant aussi aux membres supérieurs et à la tête; les crises douloureuses sont fréquentes et très intenses ; elles affectent principalement les formes cardiaque et gastrique; avec anxiété précordiale. Les digestions qui ont toujours été laborieuses s'effectuent cependant assez bien; la défécation est normale; mais il y a de l'incontinence d'urine et parfois un peu de rétention. L'ensemble des symptômes précédents ne laisse aucun doute sur l'existence de l'ataxie. Voici maintenant en quoi consiste le phénomène principal de l'observation, le trouble respiratoire.

Depuis 7 ou 8 ans le malade souffre d'une toux spasmodique, violente, férine, le plus souvent sans expectoration. Chaque accès de toux est suivi d'une inspiration bruyante, stertoreuse. Toutefois dans les moments de repos complet les accès ne provoquent pas ces phénomènes, mais la respiration devient difficile à l'occasion du moindre mouvement. Les mouvements de déglutition causent une anxiété plus grande encore, non pas que, en elles-mêmes, les contractions pharyngées soient pénibles, mais parce qu'elles provoquent les contractions convulsives du larynx; la respiration devient aussitôt insuffisante. De temps en temps les accès vont jusqu'à la perte de connaissance. Les plus intenses se produisent après l'ingestion du vin pur ou de quelqu'autre liquide légèrement irritant ; ils sont identiques à ceux que j'ai décrits précédemment. A l'état de repos la respiration est silencieuse, mais dès que le malade parle, la fin de chaque inspiration est suivie d'un petit bruit caractéristique comme un cornage rudimentaire. Pendant le sommeil la respiration est bruyante, saccadée, d'autant plus difficile que la tête est placée plus bas. Le sommeil est très fréquemment interrompu par des réveils en sursaut que provoque le sentiment d'oppression. Après quelques mois de traitement les accès devinrent moins fréquents et plusieurs fois ils donnèrent lieu seulement à une sorte d'obnubilation sans perte de connaissance. L'inspection laryngoscopique m'avait dans ce cas révélé la parésie des inspirateurs. Les cordes vocales inférieures très rapprochées décrivaient une ellipse irrégulière et en les touchant on provoquait un spasme avec pâleur de la face et sensation de vague allant presque jusqu'à la perte de connaissance.

Semon a cité une observation de cause nerveuse centrale; Duranty en a fourni une autre personnelle (*Gazette médicale de Paris*, 1872; Diagnostic des paralysies motrices des muscles du larynx).

En traitant l'anatomie pathologique nous nous sommes étendu assez longuement sur les causes de compression pour n'avoir pas à revenir sur ce sujet; nous ne pouvons pas non plus multiplier les citations et si nous avons reproduit dans tous leurs détails les deux observations ci-dessus, c'est en raison de l'intérêt qu'elles présentent. Nous ne ferons que mentionner l'hypertrophie de la glande thyroïde comme cause fréquente et c'est probablement cet état morbide qui existait dans la première observation de cette paralysie publiée par Gerhardt (*Virchow's Arch.*, 1863, vol. XXIII, p. 68 et 269), où il s'agisait d'un médecin gêné pour respirer, chez lequel le laryngoscope révéla la paralysie à laquelle Gerhardt était loin de s'attendre.

Le côté curieux dans le cas de Warren (*Boston med. and surg. Journ.*, v. XCV, 31 août 1875), c'est que l'intensité des autres phénomènes semblait diminuer quand s'établissait la suppuration des ganglions cervicaux.

Dans le cas de Peuzoldt (*Deutsch. Archiv. f. Klin. Med.*, vol. XV, p. 604, 1875), la parésie des crico-aryténoïdiens postérieurs était susceptible d'être renforcée expérimentalement. Quand on exerçait une pression graduelle sur les ganglions cervicaux affectés et qu'en même temps on examinait le larynx avec le miroir, on pouvait observer que les cordes vocales, comme dans les inspirations profondes, rétrécissaient d'abord la glotte et allaient ensuite jusqu'à la fermer complètement.

M. Krishaber (Contribution à l'étude des troubles respiratoires dans les laryngopathies syphilitiques. *Gazette hebdomadaire*, 1878, p. 729) nous montre la paralysie bilatérale des abducteurs causée par deux tumeurs syphilitiques l'une du cartilage thyroïde, l'autre osseuse paraissant s'être développée aux dépens du sternum et qui disparaissent toutes deux sous l'influence du traitement; la dyspnée s'était rapidement amendée.

La guérison survint aussi dans les deux cas de Hayes (*The Dublin Journ. of med. sc.*, p. 34, janvier 1880) et de Lefferts (*New-York med. Journ.*, décembre 1878). Ici la cause prochaine a échappé. Serait-ce une paralysie musculaire analogue à celles que M. Fournier décrit sur d'autres muscles de l'économie : compression des filets nerveux en quelque point de leur trajet, notamment dans les conduits ostéo-fibreux qu'ils traversent? Ne serait-ce pas plutôt une infiltration musculaire de nature gommeuse?

Schiffers (*Journ. de méd. de Bruxelles*, janvier et février 1881), relatant une observation de syphilis laryngée, a présenté des réflexions sur la complication de paralysie respiratoire aiguë du larynx, due à un œdème collatéral des muscles crico-aryténoïdiens postérieurs consécutif à l'infiltration de la muqueuse et qui les mettait hors d'état de se contracter, fait analogue à celui que l'on remarque du côté des intercostaux dans le cas de pleurésie.

Il est en effet une loi de Stokes sur laquelle M. Jaccoud a appelé l'attention il y a plusieurs années (Annotation à la traduction de Graves. Paris, 1862), à savoir : que les muscles subjacents à des tissus séreux ou muqueux enflammés sont rapidement frappés d'inertie. Elle doit moins que jamais être oubliée, dit M. Jaccoud, lorsqu'il s'agit de petits muscles peu puissants tels que les faisceaux intrinsèques du larynx. C'est ainsi qu'est déterminée parfois la paralysie dans la phthisie laryngée, à moins que dans leur marche envahissante les ulcérations ne viennent à détruire les muscles en question.

Pendant la convalescence d'un fièvre typhoïde un malade de Weber, atteint de dyspnée violente, à présenté l'image laryngoscopique de la paralysie bilatérale des dilatateurs, et à l'autopsie on a constaté que la paralysie des muscles était manifestement due à la compression exercée sur leurs nerfs par des foyers purulents qui s'étaient formés autour du larynx. (*Berlin.*

Klin. Wochens., n° 29, et *Gaz. méd. de Paris*, 23 juillet 1881.)

Maurice Raynaud avait écrit : « La paralysie double des muscles dilatateurs de la glotte avec intégrité des constricteurs n'est pas le résultat d'une compression nerveuse, elle est toujours directement causée par une affection locale, érysipèle interne ou diphthérie, à laquelle elle survit. (Paralysie du nerf recurrent et cornage. *Annales des maladies de l'oreille et du larynx*, 1877, p. 174.)

M. P. Koch nie l'influence de la diphthérie qui n'attaque que très rarement sinon jamais les crico-aryténoïniens postérieurs.

Obs. IX. — Feith (Soc. gén. des médecins de Cologne, 24 avril 1874. — Berlin. Klin. Wochens, n. 49, p. 623), a observé cette paralysie sur une femme de 68 ans, atteinte successivement d'érysipèle de la face, de pneumonie gauche et droite, de dysphagie par paralysie du voile palatin. Cinq semaines après l'érysipèle, apparition des signes de la paralysie des muscles crico-aryténoïdiens postérieurs. Trachéotomie nécessaire le troisième jour des accidents laryngés ; depuis lors il a été impossible à la malade de se passer de canule ; ni la faradisation, ni les injections de strychnine n'ont réussi à modifier la paralysie des muscles de la glotte.

« Il est a remarquer, dit Morell Mackensie, que dans les cas de paralysie toxique les adducteurs sont seuls affectés absolument comme dans l'empoisonnement par le plomb où les extenseurs de l'avant-bras sont presque toujours atteints et les fléchisseurs jamais. »

Néanmoins nous trouvons dans la bibliographie l'indication suivante : Chas-Sajous. — Un cas de paralysie des muscles abducteurs due à une intoxication plombique. (*Arch. of laryng.*, N. Y., nº 1, janvier 1882.)

C'est en raison de leur position superficielle que les abducteurs sont plus souvent paralysés que tous les autres muscles du larynx, quand il s'agit d'influences directes, et l'on peut s'expliquer comment la déglutition de substances alimentaires contenant des matières dures, des breuvages trop froids, trop chauds ou trop irritants deviennent des causes accidentelles. Le fait toutefois rapporté par Ott. H. (*Prag. Med. Wochenschrift*, nº 15, 1879), où le corps étranger arrêté vingt-quatre heures à l'entrée de l'œsophage était un morceau de viande, ce fait est une véritable curiosité pathologique.

Les efforts vocaux exagérés ont pu être incriminés. Le Dr Bonnemaison, enfin, a publié un exemple de paralysie idiopathique, survenant sans cause connue et sans lésion anatomique spéciale. (*Revue méd. de Toulouse*, nº 4 et 5, 1881.)

M. Krishaber est disposé à admettre que cette paralysie, dite essentielle existe pour ces muscles respiratoires comme elle existe pour ceux de la phonation et les altérations matérielles ne surviendrait probablement que vers la fin de l'affection; mais d'un autre côté comme la paralysie, dite essentielle, des dilatateurs est pour ainsi dire invariablement persistante et inguérissable, il faut en conclure que les lésions ont pu échapper à la vue.

Ainsi que l'affirme le Dr Thaon (l'hystérie et le larynx. *Compte rendu du Congrès de laryngologie de Milan*, sept. 1880), la paralysie des crico-aryténoïdiens postérieurs n'est pas absolument rare dans l'hystérie, et on connaît un cas de ce genre pour lequel une femme hystérique a été trachéotomisée deux fois.

Comme cause génératrice Burow avait signalé cinq fois cette névrose; depuis, Naunyn dans une séance de la Société de médecine de Kœnigsberg à présenté une jeune fille avec son diagnostic de paralysie hystérique des dilatateurs de la glotte: Schiffers a posé le même diagnostic chez une femme de 32 ans, dyspnéique (De la paralysie des crico-aryténoïdiens postérieurs. Bruxelles, 1880); le cas de Glascow n'est pas douteux (*Archiv. of laryng.*, New-York, juillet 1881); nous citons enfin le cas de Ducan. (*Revue de laryngologie*, du Dr Moure, 1er août 1881.)

La paralysie bilatérale des dilatateurs de la glotte est plus commune chez les hommes que chez les femmes et chez les adultes que chez les enfants; Burow a compté 25 hommes pour 16 femmes.

SYMPTOMATOLOGIE.

Tous les auteurs qui ont écrit sur la paralysie bilatérale des dilatateurs de la glotte s'accordent à mentionner comme symptôme capital une dyspnée excessive n'existant qu'à l'inspiration; c'est bien là, en effet, le caractère pathognomonique de cette affection et qui servirait, d'après Semon, à la faire diagnostiquer même sans l'aide du laryngoscope.

Cette dyspnée inspiratoire est accompagnée d'un bruit strident, perceptible à distance; c'est le cornage, phénomène purement physique, produit ici par le rapprochement des cordes vocales et dont l'intensité varie nécessairement pour diverses raisons. Parfois l'on ne perçoit qu'un simple sifflement; cela tient peut-être à la parésie d'autres muscles; car si les tenseurs sont paralysés en même temps que les abducteurs, les symptômes sont moins accentués, l'inspiration est moins bruyante.

Lorsque le malade est à l'état de repos absolu, l'inspiration, sans être libre entièrement, peut néanmoins s'effectuer sans trop de difficulté, sans trop de bruit; mais la moindre émotion, le moindre mouvement, en ramenant l'accélération de la respiration, fait réapparaître les crises de suffocation, le cornage à son plus haut degré, avec des mouvements du larynx de haut en bas, signes caractéristiques de l'obstruction de cet organe.

Le sommeil n'est pas sans influence sur la production du bruit. A l'état de veille, le malade fait des efforts volontaires pour dilater la glotte; aussi, une fois que l'intervention de la volonté ne se fait plus sentir, l'inspiration prend-elle un caractère éclatant.

L'accroissement des symptômes est lent, tant que la prédominance des antagonistes n'élève pas la dyspnée jusqu'à la menace d'asphyxie; le péril n'est pas moins de tous les instants, vu l'asphyxie lente qui résulte de l'introduction insuffisante de l'air dans les alvéoles pulmonaires.

Le contraste entre l'inspiration pénible et l'expiration

libre qui a frappé tous les observateurs n'est d'une valeur absolue que s'il est constaté chez les adultes, puisque nous avons vu chez les jeunes sujets la paralysie laryngienne totale, pour les motifs que nous avons indiqués, présenter le même tableau clinique.

Le deuxième symptôme est l'intégrité de la voix; mais ajoutons immédiatement que l'absence de ce signe précieux ne nous donne pas le droit d'exclure catégoriquement la paralysie crico-aryténoïdienne postérieure. Il est avéré déjà que la voix a perdu de sa force, de son étendue, dans l'affaiblissement de la capacité vitale des poumons; mais, de plus, il peut y avoir un état catarrhal concomitant de la muqueuse laryngienne ; d'autres lésions des cordes vocales peuvent même coexister, ce qui n'est point rare dans la syphilis et la tuberculose; la parésie possible enfin des tenseurs, des phonateurs, par suite des progrès de la lésion, toutes ces considérations dissiperont notre hésitation en face d'un cas embarrassant.

La toux n'a pas de caractère spécial; elle subit à peu près les mêmes variations que la voix.

Le troisième symptôme réside dans l'image laryngoscopique; les cordes vocales occupent une position peu différente de celle qu'elles prennent pendant la phonation; l'espace qu'elles laissent entre elles est réduit à un minimum pendant l'inspiration, pour s'élargir plus ou moins pendant l'expiration suivante; pour la production des sons, elles fonctionnent normalement. On a plusieurs fois eu l'occasion de constater l'apparence suivante : la glotte, au lieu de présenter l'aspect d'une fente uniforme dans toute sa longueur, n'offre cette apparence que dans ses deux tiers antérieurs (glotte vocale); la portion restante de la glotte pendant les grandes inspirations laisse voir une ouverture triangulaire dont le sommet est formé par les apophyses vocales des cartilages aryténoïdes, et la base par l'intervalle qui existe normalement entre les aryténoïdes pendant l'inspiration.

Il est bien évident alors que la gêne de la respiration sera moindre; mais dans les cas ordinaires, pour bien saisir le mécanisme de l'écartement des cordes vocales dans l'expiration, celui de leur resserrement dans l'inspiration, d'autant plus prononcé que celle-ci est forcée davantage, « il faut, dit M. P. Koch (*Ann. mal. oreille et larynx*, 1877, p. 327), se figurer qu'au moment de la phonation les muscles phonateurs ont placé les cordes dans la position médiane, et que ces dernières y restent fortement tendues et rapprochées tant que dure le son; qu'au moment de l'acte respiratoire suivant ces cordes sont relâchées, il est vrai, mais qu'elles continuent d'occuper la position médiane, vu que la force qui devrait les écarter fait défaut; qu'au même moment le manque d'air se fait sentir, manque que le malade veut équilibrer par une inspiration profonde, laquelle ne fait que raréfier l'air des poumons sans écarter les cordes; que l'accroissement relatif de la pression atmosphérique extérieure sur les cordes a pour effet d'approcher davantage ces dernières et de provoquer une dyspnée plus grande qu'au commencement. »

La paralysie bilatérale des dilatateurs de la glotte

s'offrira toujours à nous avec les trois symptômes énumérés, qu'elle soit myopathique, qu'elle soit névropathique, d'origine centrale ou périphérique ; seulement elle s'accompagnera des symptômes des divers états qui l'auront fait naître. Chez un ataxique, chez un malade atteint de paralysie bulbaire progressive, on ne pourra méconnaître les signes révélateurs du désordre des centres nerveux. Rappelons, en passant, que M. Hallopeau, dans sa thèse d'agrégation (*Des paralysies bulbaires*, Paris, 1875), accorde seulement l'aphonie comme symptôme des paralysies laryngées d'origine centrale, et encore dit-il que la voix est rarement éteinte complètement, que les cordes vocales sont simplement relâchées.

Dans les cas de compression des pneumogastriques, outre la douleur à la pression entre les deux chefs du sterno-mastoïdien, on a les vomissements dont la genèse a été établie par les expériences de Vulpian, Chauveau, Schiff, Martin-Damourette ; la paralysie des filets qui animent la courbe musculaire des bronches entraînera la complication d'inflammation chronique, de bronchiectasie, phénomènes souvent trompeurs.

Dans l'hystérie, la paralysie respiratoire peut être isolée, en l'absence de toute autre manifestation nerveuse, chez des femmes d'une grande excitabilité ; la respiration est courte, superficielle, fréquente ; ces troubles augmentent à l'occasion du mouvement, de la marche, de l'effort, et à la dyspnée habituelle peuvent se joindre du cornage et du tirage. La persistance de ces accidents, en l'absence de tout examen laryngoscopique, est un bon moyen de diagnostic avec le spasme.

Deux fois seulement il nous a été donné de voir l'image laryngoscopique de la paralysie que nous décrivons, la première fois chez une jeune dame qui avait subi la trachéotomie; mais la malade n'est point revenue, et il nous a été impossible de recueillir des renseignements qui nous eussent été grandement utiles. Nous avons été plus heureux la seconde fois, et nous avons la satisfaction d'ajouter un nouveau cas avec autopsie au petit nombre de ceux qui ont été relatés.

Obs. X. — Personnelle. — Emélie M..., femme P..., cordonnière, entre à l'hôpital de Lourcine, le 10 juillet 1882, service de M. Gouguenheim, lit n° 24.

Elle est actuellement enceinte de sept mois et demi et a commencé à être malade au début de sa grossesse ; les premiers symptômes furent de l'enrouement, de la toux avec crachats jaunâtres, absolument comme dans une laryngite et une bronchite simple. Puis bientôt des vomissements se montrèrent à la suite des quintes de toux. Pas de points névralgiques. L'enrouement ne cessa pas et ne fit que s'accentuer, il y eut des hémoptysies, l'essoufflement survint. La malade se présenta plusieurs fois aux consultations externes ; on lui prescrivit des badigeonnages à la teinture d'iode sur la poitrine à gauche, puis des tisanes de lichen, du tolu.

Famille bien portante ; elle a encore sa mère, qui est âgée de 62 ans ; son père est mort à la suite d'un accident. Elle a eu quatre enfants, en a nourri trois, l'un d'eux étant mort peu après sa naissance, atteint de convulsions; un autre a eu des gourmes et est en bonne santé actuellement, ainsi que les deux autres. Réglée à 12 ans et depuis toujours d'une façon régulière ; le sang était très rouge et l'écoulement durait de 8 à 10 jours.

Depuis deux ans et l'été seulement, elle avait eu des crachements de sang, fréquents le matin surtout; sueurs nocturnes principalement marquées sur le côté gauche; l'été dernier elle a souffert de palpitations contre lesquelles on lui a conseillé la digitale en infusion.

Pas d'antécédents de scrofule, de syphilis, de rhumatisme; la malade n'est pas hystérique; elle est très maigre et l'a toujours été, affirme-t-elle, mais surtout depuis l'hiver de privations de 1871, où il lui arriva d'accoucher dans la rue.

Symptômes locaux fonctionnels. — Elle souffre spontanément dans la gorge, mais la toux, la parole, la déglutition exaspèrent les douleurs; on peut comprimer le larynx en avant et sur les côtés, sans lui faire accuser de sensation pénible.

En temps ordinaire ce sont des picotements et le sentiment d'une grande sécheresse.

Elle tousse beaucoup; les crachats sont mousseux, blanchâtres.

La voix est cassée, réduite au chuchotement à certains jours.

Elle suffoque comme si on l'étranglait surtout quand elle s'anime; en tout temps l'inspiration fait entendre un léger sifflement qui augmente la nuit; l'expiration ne s'accompagne d'aucun bruit. Tirage sus-claviculaire très manifeste.

La déglutition est gênée, mais ni les aliments, ni les liquides ne reviennent par le nez.

Le 24 juillet nous assistions à l'examen laryngoscopique fait par M. Gouguenheim: l'épiglotte ne présente rien de particulier et a sa coloration normale.

Les éminences aryténoïdes et les bandes ventriculaires sont légèrement gonflées; rien à la commissure postérieure.

Les cordes vocales présentent des ulcérations superficielles, grisâtres, surtout la gauche; elles sont très rapprochées l'une de l'autre dans leurs deux tiers antérieurs, mais en arrière laissent entre elles un petit triangle équilatéral.

La langue ne présente rien à noter; la muqueuse de la voûte palatine est très pâle; le fond du pharynx sec; la malade ne mouche presque pas et se plaint de ce que les picotements de la gorge retentissent jusqu'aux oreilles; mais pas de surdité.

Pendant les accès de suffocation et souvent la nuit il y a gonflement de la région pré-laryngienne; en examinant cette région, nous trouvons des ganglions engorgés au niveau du cartilage thyroïde; à gauche il y en a trois très distincts; à droite un très petit et un gros. Il y a douleur à la pression entre les deux chefs du sterno-mastoïdien.

L'examen de la poitrine révéla de la matité aux deux sommets, et malgré le retentissement du bruit laryngien on crut reconnaître qu'il n'existait pas de signes cavitaires. Rien au cœur et dans les gros vaisseaux; absence de symptômes généraux du côté du cerveau et de la moelle allongée.

Le diagnostic n'était pas douteux; on prescrivit un julep calmant, de l'arséniate de soude et du chlorhydrophosphate de chaux; le pansement topique des ulcérations laryngées fut fait de temps à autre avec de la poudre d'iodoforme en suspension dans de la glycérine.

Nous revoyons la malade quelques jours après; elle a eu des points de côté pendant quarante-huit heures et la nuit elle est souvent prise de vomissements bilieux; au laryngoscope, même rapprochement des cordes vocales, gonflement de l'éminence aryténoïde gauche qui est très rouge. La situation générale ne se modifie pas.

Le 29 août la malade accouchait, sans perdre une goutte de sang, d'un enfant qui mourut le [6 septembre; elle était très affaiblie; elle finit par tomber dans un état de somnolence, refusant la nourriture et évitant de parler, mais répondant par signes. La gêne de la respiration n'avait pas augmenté lorsqu'elle succomba le 17 septembre.

L'autopsie ne fut malheureusement pas autorisée; on put toutefois retirer le larynx et l'on trouva une épiglotte saine, des replis aryténo-épiglottiques légèrement infiltrés, des ulcérations superficielles sur l'éminence aryténoïde gauche, des cordes vocales ulcérées, dans la position cadavérique. Les cartilages aryténoïdes étaient très mobiles et les articulations crico-aryténoïdiennes ayant été ouvertes, on trouva des surfaces intactes nacrées. Les muscles crico-aryténoïdiens postérieurs étaient minces, pâles et semblaient atrophiés.

Le résultat négatif de l'examen des articulations crico-aryténoïdiennes nous permet de conclure à la réalité de la paralysie dont les signes avaient été observés pendant la vie; nous sommes peu disposé à admettre une myopathie secondaire; mais nous inclinons davantage à penser que nous avions affaire à une compression nerveuse en raison de l'hypertrophie ganglionnaire dans les régions circonvoisines du larynx.

DIAGNOSTIC.

Le spasme des adducteurs des cordes vocales est l'affection avec laquelle on peut le plus confondre la paralysie bilatérale des dilatateurs de la glotte.

M. Krisnaber, qui ne nie pas entièrement la paralysie, attribue à ce spasme tous les dangers que court le malade dans cette première maladie, et le cornage lui serait dû aussi dans l'adénopathie. L'inspection de la glotte au moyen du miroir laryngien lui a appris que, pendant une longue période de l'anévrysme, les muscles laryngés sont contracturés, et lorsque plus tard ces mêmes muscles subissent la dégénérescence atrophique, les phénomènes de dyspnée sont continus, mais beaucoup moins intenses que ceux qui étaient intermittents et dus au spasme. Au sujet de l'ataxie, M. Krishaber écrit encore : « La respiration normale est compatible avec la paralysie bilatérale des deux crico-aryténoïdiens postérieurs, et les phénomènes asphyxiques ne dépendent nullement de ces altérations de fonctions; ils relèvent entièrement du spasme des constricteurs de la glotte, qu'il soit ou non compliqué de la paralysie des dilatateurs. » (*Gaz. hebd.*, 1880, p. 662.)

Nous ne voulons pas nier que l'occlusion de la glotte

ne soit souvent de nature spasmodique dans les crises laryngées de l'ataxie, dans celles de l'hystérie, parfois même dans les compressions du récurrent par des tumeurs anévrysmales ou autres ; et nous reconnaissons que M. Krishaber est en partie dans le vrai, quand il dénonce le danger de ces spasmes surajoutés à la paralysie ; mais il nous reste à établir ce qu'est le spasme, ce qu'est la paralysie.

En cas de paralysie les malades sont ordinairement en pleine possession de leur voix ; quand ils émettent un son, la tension des cordes vocales, leur mouvement vibratoire s'observent avec le miroir ; rapprochées pendant l'inspiration, on les voit se relâcher et s'écarter très peu dans l'expiration. Enfin l'affection est de très longue durée, à début progressif, avec accidents continus plus graves pendant le sommeil.

Pendant toute la durée d'une crampe, au contraire, les cordes vocales restent nécessairement immobiles et tendues ; la respiration et la phonation n'ont pas d'action sur elles ; la modulation de la voix est impossible ; le larynx peut produire tout au plus quelques sons d'un timbre particulier. Les crampes, enfin, viennent par accès et ne durent pas beaucoup plus longtemps que la cause instantanée qui les a produites. Au lieu d'augmenter pendant le sommeil le spasme diminue lorsque le malade est devenu inconscient.

Nous pouvons enfin ajouter qu'en cas de spasme jamais la glotte ne pourra rester ouverte à sa partie postérieure, l'ary-aryténoïdien entrant en action. Les deux groupes de symptômes sont donc diamétralement opposés.

« La paralysie des muscles dilatateurs de la glotte, dit M. Jaccoud (Traité de pathologie interne, 4e édit., p. 786), ressemble a l'œdème, par ce fait que l'inspiration est pénible, bruyante, tandis que l'expiration est facile et silencieuse; cet accident ne peut être reconnu qu'au laryngoscope. » Avant l'invention de cet instrument en effet bien des erreurs de diagnostic pouvaient être commises ; nous empruntons tout ce qui suit à M. Gouguenheim qui a spécialement étudié la question (De l'œdème de la glotte. *Gaz. hebd.*, 1878, p. 474).

« Je ne serais pas surpris que certains groupes cliniques, attribués chez les tuberculeux à l'œdème glottique ne fussent point sous la dépendance ni de la prétendue infiltration des ligaments aryténo-épiglottiques, ni même sous celle de l'hyperplasie plus ou moins considérable de la muqueuse laryngée. Je serais tenté de croire que la paralysie des nerfs récurrents a joué parfois un rôle prépondérant dans la production de ces symptômes graves qui ont fait l'objet de si saisissantes descriptions. En effet, j'ai observé cette année deux tuberculeux entrés à l'hôpital Temporaire pour une dyspnée excessive; leur voix était éteinte et ils faisaient entendre à l'inspiration un sifflement si intense que les malades voisins ne pouvaient reposer ; enfin la trachéotomie était imminente. Tout observateur eût conclu à l'existence d'un œdème glottique ; l'examen laryngoscopique dans ces deux cas nous a révélé l'existence d'une paralysie presque complète des cordes vocales qui se mouvaient à peine, même dans les inspirations les plus bruyantes; les replis aryténo-épiglottiques étaient à peine tuméfiés et l'intérieur du larynx était examiné aisément, ce qui est à peu près impossible dans le cas de prétendu œdème glottique. »

Le gonflement constaté des replis aryténo-épiglottiques produit-il du reste l'inspiration bruyante? Si l'on s'en rapporte à maintes observations cela paraît douteux. M. Balzer (loc. cit.) relate le fait d'une malade de Lourcine, syphilitique et tuberculeuse, qui a succombé à la cachexie tuberculeuse sans avoir jamais présenté de signes de l'œdème de la glotte autres que ceux fournis par l'examen laryngoscopique; et si cela est vrai dans la tuberculose où les tissus infiltrés sont indurés, résistants, peu aptes à entrer en vibrations, cette absence de gêne respiratoire existe aussi dans nombre de cas d'œdème mou ; citons le cas de Moure (*Revue de laryngologie*, 1880 p. 28); celui de Hallez (*Bull. méd. du Nord* n° 12, décembre 1881). Aussi Schiffers s'élève-t-il contre le mot œdème de la glotte qu'on emploie, dit-il, à tort et à travers et qui n'a pas le sens qu'on lui attribue en général; il montre que l'on devrait rationnellement réserver cette expression à l'infiltration des dilatateurs, plus exacte dans ce cas au point de vue clinique et anatomique. Il trouve qu'on se contente trop vite de ce diagnostic et rien ne nous dit que dans plusieurs cas de croup relatés par les auteurs, il ne s'est pas agi d'une paralysie respiratoire de nature inflammatoire.

La position médiane des cordes vocales pendant l'inspiration, même si ces cordes vocales sont indemnes, ne prouve pas incontestablement qu'on a affaire à la paralysie crico-aryténoïdienne postérieure ; Catti au congrès de laryngologie de Milan a exposé que cette dernière affection est très rare et que l'on doit considérer un grand nombre de cas publiés dans la littérature comme peu exacts, qu'il y avait plutôt une inflammation ou une ankylose des articulations crico-aryténoïdiennes; il rapporte une observation pour confirmer son opinion. Cette ankylose sera presque toujours le dernier terme d'une périchondrite ou d'une chondrite, affections qui apparaissent secondairement par l'extension de la maladie des parties molles sus-jacentes et dans des états morbides tels que la fièvre typhoïde, la syphilis, la tuberculose. Il faudra donc tenir compte surtout des commémoratifs et on pourra soupçonner alors l'ankylose quand l'immobilité des cordes vocales sera accompagnée de quelque irrégularité dans la forme des cartilages. On prendra aussi en considération les autres signes du début; la dysphagie, la douleur à la pression digitale exercée extérieurement.

Nous aurons signalé toutes les difficultés du diagnostic quand nous aurons cité les nombreuses observations de Sommerbrodt, où les cordes vocales étaient unies entre elles par une membrane cicatricielle d'origine syphilitique (*Berlin Klin Wochens.*, n° 13, p. 175); et le cas non moins curieux de Sidlo (*Wiener med. Wochens.*, 1875, n°s 26 et 29) où il s'agissait d'un soldat qui avait présenté à la commissure inter-aryténoïdienne des excroissances papillomateuses et qui tombèrent sous l'influence du traitement, mais en laissant après elles une sténose qui ne fit que s'accroître. Une pneumonie ayant emporté le malade, on vit à l'autopsie les deux cartilages unis d'une façon immobile par du tissu cicatriciel. Bresgen (1) enfin a fait la découverte de ligaments anormaux symétriques, insérés au sommet du cartilage aryténoïde et au milieu du cartilage cricoïde, en arrière du muscle aryténoïdien postérieur.

Pour ne point paraître reculer devant les difficultés, revenons un peu en arrière et complétons la description du spasme, de l'œdème, que nous n'avons fait qu'ébaucher. En parlant du spasme en effet nous semblons n'avoir eu en vue que l'accès brusque, instantané ; il est cependant des crampes chroniques et permanentes; croissant et décroissant par intermittences, bien distinctes des spasmes aigus de source réflexe, et qui déterminent le cornage par excellence. Ce sont les spasmes chroniques de Krishaber qui aboutissent si souvent à la paralysie et qui sont causés par l'irritation lente et progressive d'un seul récurrent, rarement des deux, au voisinage de tumeurs en voie de développement.

Une paralysie partielle et même persistante peut les accompagner. « C'est ainsi, dit M. Krishaber, que par une de ces modalités pathologiques dont il n'est pas aisé de pénétrer la cause première, mais dont il est impossible de méconnaître la réalité, la paralysie persistante d'un muscle ou d'un groupe musculaire produit facilement dans le même organe la contraction spasmodique du

(1). Contribution à la syndesmologie du larynx (Archiv. fur. path. Anat. und Physiol., tome LXVII, p. 71.

groupe musculaire antagoniste (*Gaz. hebd.* 1880, p. 662). Schiffers désigne sous le nom de contracture paralytique cette tendance des contricteurs à prendre insensiblement le dessus, une fois que les muscles crico-aryténoïdiens postérieurs sont tombés dans l'inaction, et les expériences de Schech sur des animaux auxquels il sectionnait les deux muscles démontrent que la dyspnée persistante avec occlusion complète n'est pas un effet immédiat de l'opération, que la contracture ne se développe que lentement, d'où la preuve de cette prépondérance des antagonistes.

Mais qu'il y ait spasme ou contracture, le laryngoscope n'en montrera pas moins les cordes vocales fortement tendues et immobilisées vers la ligne médiane dans les deux temps de la respiration, qui seront également difficiles; la suffocation n'en sera que plus grande et la mort plus rapide.

M. Gouguenheim a prouvé que les faits réputés classiques d'œdème laryngé chez les tuberculeux étaient sujets à caution; nous avons établi d'autre part que dans la tuberculose, même en cas de gonflement constaté des replis aryténo-épiglottiques le cornage pouvait faire défaut en raison de la rigidité des tissus infiltrés.

Une observation récemment publiée (laryngite syphilitique tertiaire, Giraudeau (*Ann. mal. oreille*, etc., 1882) nous démontre que le cornage à la fois inspiratoire et expiratoire existe dans l'état de gonflement de l'épiglotte des replis aryténo-épiglottiques et des bandes ventriculaires, alors que ce gonflement est constitué par un tissu criant sous le scalpel, ayant l'aspect des myômes utérins. Et dans l'œdéme véritable si la tuméfaction des replis ary-épiglottiques est telle qu'ils arrivent au contact, l'expiration ne sera pas moins gênée et guère moins bruyanteque l'inspiration; d'un autre côté quand l'infiltration domine dans la région glottique et sous-glottique le cornage est à sifflement double ou il est simplement ronflant sans sifflement. Cependant on a préconisé longtemps le cornage inspiratoire plus ou moins intense suivi d'une expiration libre comme symptôme inhérent à l'œdème laryngé.

L'infiltration est-elle limitée aux replis ary-épiglottiques, ces replis devenus des tumeurs flottantes recouvrent, dit-on, à la façon de soupapes l'ouverture du larynx, « ils se rapprochent en proportion de leur gonflement et en raison de leur obliquité naturelle, ils tendent à s'accoler sous la pression de l'air inspiré; ainsi est formé un détroit linéaire au niveau duquel les vibrations sonores se succèdent assez rapidement pour produire la tonalité et le timbre aigus du sifflement. L'expiration est silencieuse parce que l'air expulsé tend à écarter les replis et qu'il n'est pas poussé avec assez de force pour entrer en vibrations (Jaccoud, path. interne, 1875 p. 784). Mais, écrit M. Gouguenheim: « c'est une supposition purement théorique; pour ma part j'ai toujours observé leur immobilité dans la phthisie laryngée. Est-il bien sûr du reste qu'ils soient plus mobiles dans l'œdème vrai? Dans une expérience récente que j'ai faite avec mon savant ami le Dr François Franck nous avons constaté qu'après avoir créé un œdème assez considérable des replis aryténo-épiglottiques et de tout le larynx, l'aspiration faite à la partie inférieure de cet organe, c'est-à-dire une inspiration artificielle forcée, n'a pu produire l'accolement des replis ary-épiglottiques tuméfiés (*Gaz. hebd.*, 1878, p. 727).

M. Krishaber (Contribution à l'étude des troubles respiratoires dans les laryngopathies syphilitiques, *Gaz. hebd.*, 1878, *p.* 731) a émis une opinion contradictoire ; dans son observation VI, il dit « qu'il était facile de voir dans le miroir d'inspection du laryngoscope le mécanisme du cornage se produire dans l'inspiration et de constater que les tissus gonflés entraient en vibrations sonores pendant le passage de l'air qui tendait à rapprocher l'un de l'autre les replis œdématiés, tandis que pendant l'expiration le mécanisme inverse se produisant, le bruit morbide cessait complètement. » Mais il a soin d'ajouter que « l'intensité du bruit de cornage est en général loin d'être en raison directe de l'étroitesse du rétrécissement. Lorsque celui-ci est très prononcé et surtout lorsque le siège et la nature de la lésion empêchent la participation aux vibrations sonores des cordes vocales, le bruit est sensiblement plus faible et on entend qu'une espèce de souffle rude, tandis que toutes les fois que les cordes vocales se trouvent être mises en vibrations sonores pendant l'inspiration, le cornage est bruyant alors même que le rétrécissement est peu prononcé. » Et il est à remarquer que dans cette observation les aryténoïdes étaient presque immobiles ce qui implique nécessairement le même degré d'immobilité des cordes vocales.

Dans un article intitulé : Des abcès retro-laryngés

aigus primitifs. (Goix. *Archives générales de médecine*, octobre 1882) nous lisons : « L'obstacle apporté à la respiration par l'œdème concomitant de la glotte n'explique pas suffisamment la gravité du phlegmon rétro-laryngé. L'irritation inflammatoire des nerfs du larynx si nombreux dans la loge rétro-laryngienne doit entrer en ligne de compte. »

Donc dans l'œdème laryngé au sujet du contraste entre l'inspiration pénible et l'expiration sans efforts il y a d'assez nombreuses exceptions ; la dysphagie qui est fréquente dans l'œdème n'est pas rare lorsqu'il y a compression du récurrent, l'épiglotte étant intacte ; il est vrai que dans ce dernier cas les auteurs signalent la dysphagie des liquides seulement.

En somme, il n'y a aucun signe pathognomonique de l'œdème laryngé ; l'on tiendra pourtant compte de la sensation de corps étranger ; mais le diagnostic ne peut être établi que par un ensemble de caractères ; l'examen laryngoscopique seul lèvera tous les doutes.

PRONOSTIC.

Le pronostic est généralement grave, mais il varie avec la nature de la paralysie, avec ses degrés et ses complications. Il est admis par tous les pathologistes qu'il existe des paralysies de nature hystérique qui peuvent persister assez longtemps et disparaître subitement sans laisser de trace ; il peut en être ainsi de la paralysie des dilatateurs de la glotte qui aura la même origine. De plus il est fort rare que cette paralysie hystérique, alors même qu'elle porte exclusivement sur les muscles respirateurs, soit accompagnée de troubles dyspnéiques assez intenses pour créer un danger réel.

Les faits de guérison dans la syphilis de la paralysie des abducteurs des cordes vocales ne sont point rares non plus ; nous en avons cité quelques-uns. De toutes ces paralysies la plus redoutable sans contredit est celle qui résulte d'une altération musculaire idiopathique des crico-aryténoïdiens postérieurs ; parce que alors les dilatateurs sont et restent seuls affectés ; tandis que si l'on avait à remonter à une affection soit des centres nerveux, soit des deux récurrents, d'autres muscles seraient parfois compromis en même temps ; aussi la dyspnée ne serait-elle pas si grande et diminuerait au fur et à mesure que la paralysie s'emparerait de l'ensemble des muscles du larynx.

Le pronostic enfin est encore subordonné aux effets éloignés de l'occlusion permanente de la glotte ; il faudra prendre en considération le trouble de l'hématose, occasionné par la difficulté de l'échange des gaz dans les poumons ; il faudra songer à la dilatation possible du cœur droit, qu'entraînera nécessairement le retard apporté à la circulation pulmonaire.

TRAITEMENT.

Dans les paralysies des abducteurs des cordes vocales par compressions nerveuses le traitement pourra être dirigé contre la cause efficiente : on cherchera à arrêter le progrès de l'anévrysme ; l'adénopathie et le goitre seront combattus par les remèdes appropriés. Mais le traitement de cette affection ne peut être que symptomatique dans la plupart des cas et s'il y a danger de suffocation il faut recourir immédiatement à la trachéotomie ; pratiquée aussitôt, cette opération délivre le médecin de toute préoccupation de mort subite ou rapide et il lui sera possible ensuite d'essayer impunément un traitement local efficace qu'on n'oserait pas employer sans que la respiration trachéale soit garantie. On pourra se servir de préférence du procédé de laryngotomie inter-crico-thyroïdienne préconisé par M. Krishaber. Peut-être le malade sera-t-il condamné à porter la canule indéfiniment ; nous avons déterminé les cas dans lesquels la marche en avant de la maladie aboutit à un résultat favorable ; en tout cas son existence sera garantie et il sera délivré du symptôme le plus terrible.

L'électricité n'est d'aucune ressource, puisqu'il y a le plus souvent lésion matérielle, destruction des fibres nerveuses ou des fibrilles musculaires ; — le traitement mécanique par la dilatation ne peut réussir qu'en cas de rétrécissement cicatriciel.

Dans l'hystérie, la syphilis, il n'est pas absolument nécessaire d'ouvrir les voies aériennes, dans tous les cas sans exception ; on recourera au traitement général de la névrose, on emploiera les antisyphilitiques.

Après avoir fait la trachéotomie on pourra administrer la strychnine par la méthode hypodermique (un milligramme une ou deux fois par jour) ; enfin on essaiera de la gymnastique laryngienne.

CONCLUSIONS.

Arrivé au terme de notre travail, nous croyons pouvoir tirer les conclusions suivantes :

1° La paralysie bilatérale des dilatateurs de la glotte, bien que rare, mérite une place à part dans la pathologie laryngée ;

2° Elle se traduit par des symptômes qui la différencient nettement du spasme glottique et de l'œdème laryngé ;

3° Le diagnostic est d'importance capitale, puisque dans ce cas le plus souvent il n'y a pas à hésiter d'appliquer le seul traitement palliatif possible, la trachéotomie.

Paris. — Typ. A. PARENT. A. DAVY, succr, rue Monsieur-le-Prince, 29-31.

www.ingramcontent.com/pod-product-compliance
Ingram Content Group UK Ltd.
Pitfield, Milton Keynes, MK11 3LW, UK
UKHW021013180726
13838UKWH00004B/1537

9 782329 124230